Charles NICOLLE

DIRECTEUR DE L'INSTITUT PASTEUR DE TUNIS

Pourquoi les méthodes des Laboratoires de microbiologie ne peuvent pas être unifiées

Extrait de *La Presse Médicale* (N° 67, du 20 Août 1930).

PARIS

MASSON ET Cie, ÉDITEURS

LIBRAIRIE DE L'ACADÉMIE DE MÉDECINE

BOULEVARD SAINT-GERMAIN, 120

1930

Charles NICOLLE
DIRECTEUR DE L'INSTITUT PASTEUR DE TUNIS

Pourquoi les méthodes des Laboratoires de microbiologie ne peuvent pas être unifiées

Extrait de *La Presse Médicale* (N° 67, du 20 Août 1930).

PARIS
MASSON ET Cie, ÉDITEURS
LIBRAIRES DE L'ACADÉMIE DE MÉDECINE
120, BOULEVARD SAINT-GERMAIN, 120

1930

Pourquoi les méthodes des laboratoires de microbiologie ne peuvent pas être unifiées

Les Français sont tenus volontiers par les autres peuples pour gens peu capables d'organisation, rétifs à la discipline. Eux-mêmes ne sont pas éloignés de partager ce jugement. Ils aiment à proclamer que les idées neuves les intéressent infiniment plus que les perfectionnements techniques et qu'un tel goût s'accorde avec l'heureuse aptitude qu'ils ont à la découverte. Sans chercher à préciser ce qu'il y a de vrai dans ces opinions, convenons que nous éprouvons de la répugnance pour certaines modifications de la vie contemporaine où les étrangers ne voient que commodité et progrès. Ce qui tend à rendre la vie mécanique, et, par tout le monde semblable, n'a pas notre faveur.

On ne sera donc pas surpris qu'un Français trouve à redire aux tendances qui portent les hygiénistes internationaux à rendre les méthodes de protection des hommes vis-à-vis des maladies infectieuses systématiquement uniformes. Son opinion sera rattachée à des préjugés d'éducation, de milieu, de race et l'on ne manquera pas de lui prédire le sort des ridicules qui tentent de s'opposer au progrès.

Ce serait une conclusion sommaire. Avant de formuler, il convient d'entendre.

Nul ne saurait nier, sans absurdité foncière, que toute simplification, toute économie de peines, d'argent, de temps, soit un avantage et que, dans la production industrielle ou agricole, dans les échanges, la réduction des instruments et des méthodes aux plus pratiques, aux plus rapides ne constitue pas un immense avantage présent et la loi de l'avenir. Une vie qui se tracerait comme idéal (ce qui reste le regret intime de tout Français) le simple bonheur dans une liberté sans contraintes, cette vie ne serait pas assurée aujourd'hui d'une fin conforme à son désir. Bien des habitants de la planète estiment encore que le développement de l'automobilisme apporte à l'existence plus de complications que d'avantages. Nul d'entre eux ne songe à se dérober à l'universel courant. Quand les distances s'effacent pour les autres, comment garder, dans son métier, dans ses relations, le train obligatoire aux tortues. On a tort de confondre tranquillité et culture, biens sédentaires par nature, avec la fatalité d'une évolution, déchaînée par nous et qui nous entraîne nul ne sait où. On a tort surtout d'employer, à tout usage, le mot progrès qui n'a de signification que le sens, fort variable, que chacun y attache.

Dans le domaine industriel, seuls donc des esprits infirmes pourraient nier la valeur, le prix des simplifications systématiques qui y ont été récemment introduites. Standardisation, taylorisation, rationalisation, quelle que soit la barbarie offensante des termes, ne sauraient signifier qu'allégeance, commodité, économie. Rien de mieux que la réduction des pièces dans les machines, du format du papier, du calibre des microscopes à quelques types, même à un seul. Quelle simplification dans nos déplacements, pour nos besoins, que des organes partout pareils, interchangeables. Que n'en est-il encore ainsi des monnaies, au moins dans l'Union latine. Même pour certaines matières d'emploi personnel, meubles, linges, costumes, bien qu'il nous en coûte, nous acceptons l'inévitable. Ce n'est pas la place ici de discuter si l'habit ne fait pas le moine et si des vêtements, un mobilier, une cuisine uniformes, n'engendreront pas, à la longue, une humanité aux cerveaux modelés de même manière, dépourvus de toute fantaisie, de toute originalité intérieure.

Notre soumission a pourtant une limite, la nécessité. Cette barrière passée, libre à nous de revenir à notre native répugnance. Or, il est une limite à l'application des méthodes industrielles, c'est quand elles prétendent régler le domaine vivant. Les êtres ne sont pas de simples mécaniques, qu'il s'agisse de nous-mêmes, les hommes, des animaux domestiques, des plantes utiles ou des agents de nos maladies.

Les pièces dont est faite une machine se remplacent. Quand on les substitue l'une à l'autre, la machine reste la même. Si la pièce remplaçante est différente, on a créé une autre machine.

Les êtres vivants changent sans cesse, se transforment insensiblement. Ils ne cessent pas pour cela, cependant, de demeurer eux-mêmes.

Une méthode de biologie, si perfectionnée fût-elle, ne saurait s'appliquer exactement dans une même espèce à tous les individus, à tous les âges, par tous les climats; chez le même sujet, à des époques différentes de sa vie. Elle ne doit être ni universelle ni rigide. Elle ne sera jamais définitive.

On le comprend, chacun le sait, sans qu'il soit besoin d'insister, bien que les tendances de l'industrie, introduites dans les ateliers biologiques, n'en tiennent guère compte.

Il y a d'autres raisons qui plaident contre l'unification des méthodes qu'on nous propose. Quelques exemples concrets, précisés dans leurs détails essentiels, le feront comprendre.

Les Offices, Conférences, Congrès internationaux d'hygiène demandent aujourd'hui aux Instituts techniques de se conformer, pour la préparation des produits microbiens, vaccins, sérums, pour la pratique des analyses, pour la rédaction des publications, des statistiques, à des méthodes uniformes. Pour les statistiques, pour la langue à employer passe encore, bien que, sur ce pédant chapitre, il y ait beaucoup à redire. Que ne doit-on pas redire et avec force sur les autres ?

Voici le vaccin de la variole, la vaccine. La nature, en apparence tout au moins, semble avoir fait ici ce que certains désirent nous imposer désormais pour chaque vaccin. Elle a mis entre les mains de Jenner un produit dont l'origine inconnue, insaisissable, est unique. Les divers Instituts ne préparent pas ce vaccin commun de même manière. L'animal sur lequel on le cultive est le plus souvent la génisse. Il n'en a pas été toujours ainsi. Pendant longtemps, la vaccine a passé d'homme à homme. En quelques pays, on a employé, on emploie encore le singe, le buffle ou d'autres espèces. Employât-on partout aujourd'hui la génisse, les passages, effectués autrefois en dehors d'elle et de notre espèce, ont pu créer, entre les souches, actuellement utilisées dans le monde, des nuances, des propriétés, dont il nous est impossible de déterminer la valeur. D'autant plus que reconstituer le passé de toute souche, depuis Jenner, est œuvre irréalisable, dans l'ignorance où nous sommes de son passé. Voici donc une première raison pour que les vaccins jennériens, préparés dans les divers Instituts du monde, ne soient pas absolument identiques.

En ces dernières années, afin de se débarrasser des bactéries pyogènes de la peau des génisses qui, par la répétition des passages sur la même espèce, semblent, dans certains cas, s'adapter de façon fâcheuse au vaccin, pour purifier celui-ci, la plupart des Instituts vaccinogènes, non tous, interposaient, à intervalles réguliers ou non, un lapin entre deux génisses. Cette substitution amenait un changement de flore bactérienne dans le pro duit récolté. Elle pouvait tout aussi bien amener, sans qu'on s'en doutât, des changements dans l'activité du virus vaccinal même. Nous verrons, plus loin, ce qu'il en a été.

Les procédés d'inoculation, de récolte ne sont pas, dans les divers laboratoires, parfaitement identiques. Ceux de conservation ne le sont pas davantage. Si la glycérine est généralement employée comme véhicule, en raison de son pouvoir antiseptique vis-à-vis des bactéries cutanées et de la longue indifférence de son contact pour le virus vaccinal, la proportion de glycérine varie suivant les Instituts et on ajoute parfois au vaccin glycériné des substances diverses (chloroforme, etc.), sans compter l'eau stérile. Toutes ces modifications, la plupart minimes, d'autres graves, font que les vaccins, parfaitement appropriés à leur but qui est de s'opposer au développement de la variole, tendent à se singulariser.

Est-ce un mal ? Nous estimons que c'est un bien. La diversité des animaux vaccinogènes, la diversité des races de génisse interviennent sans que nous le cherchions, pour produire des souches d'activités diverses entre lesquelles il peut être profitable un jour de choisir. Une erreur (les moins prévisibles sont à envisager quand il s'agit de l'avenir) pourrait, si le vaccin était systématiquement maintenu identique à lui-même, par exemple emprunté régulièrement à un laboratoire central qui entretiendrait le virus étalon, l'engager dans la voie d'une atténuation insoupçonnable. Qu'on réfléchisse aux conséquences qu'aurait un tel accident, cependant bien probable un jour pour qui connaît l'instabilité des propriétés des virus. Où retrouverait-on un produit dont nous devons la possession au plus bienveillant hasard ?

Il semble, d'autre part, que les passages répétés par lapin ont conféré au vaccin jennérien des propriétés nouvelles. Netter a fait voir que les localisations encéphaliques qu'on signale, de plus en plus fréquemment, dans certains pays, chez les vaccinés, datent de l'introduction du lapin en technique. Suivant toute vraisemblance, ils en relèvent et, peut-être, a-t-il suffi d'un seul passage par lapin pour conférer au vaccin cette dangereuse activité nouvelle.

On peut actuellement y remédier, sans doute, en proscrivant désormais l'emploi du rongeur responsable. Supposons que cet emploi ait été poursuivi quelque temps encore, que, dans l'ignorance qui serait bientôt irrémédiable de la cause du phénomène, on ait imposé à tous les laboratoires l'usage du lapin, les vaccins jennériens détermineraient une proportion de plus en plus grande d'encéphalites. Comme conséquence, un jour adviendrait où l'usage de ce vaccin, obscurément modifié, offrirait plus d'inconvénients que d'avantages. Et si, par suite de l'unification des méthodes, ce vaccin était devenu la seule vaccine en usage dans le monde, est-il certain que, dût-on découvrir un jour la cause de sa dangereuse affinité pour l'encéphale, quelque procédé pourrait l'en purger ?

Si E. Chaumier a, comme il l'affirme et comme il est logique de le croire, réalisé le passage du virus variolique par l'âne et obtenu de ce fait, brusquement, par mutation, sa transformation en vaccine, serait-il logique de se priver, par amour de l'unification, d'une souche qui se présente comme la plus rationnelle et la plus active?

La nature se joue de nos raisonnements. Elle n'est pas raisonnable. Elle est aveugle. Nul changement qu'elle ne tente pour assurer la conservation de la vie, et une nouvelle adaptation est sa méthode de tous les jours. La nature a pour elle la complicité innombrable du temps et des circonstances. Ne nous privons pas des avantages que son jeu incessant apporte aux mains qui se tendent vers elle. Plus nombreux sont les observateurs, les expérimentateurs et les expériences, plus nous aurons de chances d'obtenir, par nous-mêmes ou par ses caprices, de meilleurs produits. Qu'on surveille, qu'on contrôle les laboratoires de préparation du vaccin, rien de plus prudent, de plus utile. Il est des techniciens de peu de compétence ; les plus consciencieux peuvent commettre des erreurs. C'en serait une plus grande que de mettre l'avenir d'un produit aussi précieux que la vaccine sur une seule méthode, portât-elle l'estampille d'un congrès mondial. Ce serait faire preuve de cet esprit primaire qui transporte de fausses précisions en science, qui croit au bénéfice définitif des méthodes biologiques, à la supériorité immuable des règlements écrits et qui ignore la plasticité de la matière vivante sur laquelle on ne saurait rien asseoir d'immobile.

Le vaccin de la rage nous offre un exemple tout aussi clair pour notre instruction.

Pratiquement, si ce n'est pas de façon absolue, les vaccins, préparés par les Instituts antirabiques, procèdent d'un même virus, isolé par Pasteur et qui, atténué par la dessiccation, lui a permis de démontrer, puis d'appliquer la méthode classique de vaccination de la rage. Depuis 1886, ce virus est entretenu, dans tous ces Instituts, par passages successifs de lapin à lapin. Ces passages se font par trépanation et inoculation d'une trace de cerveau d'un lapin qui vient de mourir de rage sous la dure-mère d'un lapin neuf. A ces points près, la méthode n'est plus, même à l'Institut de Paris, celle que pratiquait son génial inventeur.

Pasteur attribuait à la dessiccation des moelles rabiques le pouvoir atténuant qui permet de les inoculer sans danger à l'homme. Il n'est pas bien certain que cette atténuation, si toutefois atténuation il y a, ne relève pas de l'emploi, du lapin. Des milliers de passages, pratiqués sur cet animal depuis la découverte de Pasteur, n'ont pas été vraisemblablement sans modifier l'activité du virus pour l'homme. Ils l'ont, en tout cas, singulièrement augmentée pour le lapin. Aujourd'hui, à l'Institut Pasteur de Tunis, les lapins meurent de rage le cinquième jour de l'inoculation au plus tard, alors qu'il y a vingt-cinq ans, ils y mouraient après douze à quatorze jours.

Mais la méthode pasteurienne se traduit-elle, en ce qui concerne le vaccin antirabique et l'homme, par une atténuation véritable ? Il est permis d'en douter. La dessiccation peut fort bien agir en raréfiant simplement le nombre des germes virulents, contenus dans les moelles. Ce qui porte à le croire, c'est qu'Högyes a obtenu des résultats, identiques à ceux de Pasteur, en diluant à des titres convenables les moelles rabiques non desséchées. On sait, d'autre part, que l'inoculation sous-cutanée du virus rabique se montre expérimentalement inoffensive chez les animaux de laboratoire. L'emploi de cette voie, surtout avec un virus pauvre en germes, pourrait tout aussi bien donner la clef de l'innocuité de la méthode.

Nous venons d'en dire assez pour prouver que le vaccin antirabique, tel que nous l'employons, n'est guère bien connu dans le mécanisme de son action ; ce qui commande une grande prudence dans les modifications qu'on pourrait faire subir à son emploi. D'autre part, ce n'est plus le virus de Pasteur. En dehors du temps, écoulé depuis la découverte de la vaccination antirabique, et sous l'influence du lapin, il a subi les conséquences de bien des modifications techniques, dont l'usage de la glycérine, introduit par Calmette, a été la plus notable. Que d'autres changements dont il nous est impossible de préciser l'importance ! Chaque Institut antirabique suit aujourd'hui sa méthode. Dans les grandes lignes, c'est partout la méthode pasteurienne ; dans le détail, une diversité extrême. Nous avons vu que certains laboratoires ont substitué la dilution du virus à la dessiccation. Ceux qui ont conservé celle-ci en ont abrégé la durée. A l'Institut Pasteur de Tunis, nous n'utilisons plus que les moelles desséchées de quatre et deux jours et nous avons souvent inoculé le virus fixe au cours ou en fin du traitement. Il semble, à certains, que l'activité préventive de la méthode classique soit moindre, à tous que l'activité pathogène du virus pour l'homme a baissé, d'où l'emploi qui s'est institué partout de moelles plus fraîches. Déjà, quelques Instituts ont préconisé la substitution, à la souche originelle de Pasteur, d'un virus d'isolement plus récent. Nous ignorons s'ils ont maintenu l'application qu'ils en ont annoncée.

A l'Institut Pasteur de Tunis, nous avons,

depuis cinq ans, fait subir au virus de Pasteur une marche rétrograde, en le faisant passer de chien à chien (par trépanation). Nous n'avons observé aucune modification notable dans son emploi sur le lapin. Nous n'avons fait aucun essai de ce virus *restauré* sur l'homme. C'est que le vaccin antirabique est un virus mystérieux, que toute tentative de changement brusque du traitement exposerait à des effets redoutables et qu'on ne saurait être trop prudent en une matière aussi délicate

Il serait tout aussi dangereux, suivant nous, d'appliquer, du jour au lendemain, au vaccin d'un Institut, les modifications réalisées dans un autre, si heureuses y fussent-elles. Depuis la création de chacun d'eux, tant d'années se sont succédé, tant de facteurs divers sont intervenus (races, âge des lapins de passage, pour ne parler que des plus évidents) que les vaccins antirabiques, en usage par le monde, ne sont plus, sans doute, identiques. Celui de Fermi donne régulièrement la rage au rat, par voie sous-cutanée, ce que ne font pas les autres.

D'autre part, les résultats thérapeutiques des divers Instituts Pasteur sont sensiblement les mêmes. Auquel d'entre eux conviendrait-il de s'adresser si l'on voulait, comme certains le préconisent, unifier la méthode, ce qui ne saurait se faire que par l'adoption d'une même souche vaccinale? Est-il bien utile? est-il logique de faire reposer l'avenir d'une méthode aussi précieuse sur un seul virus, alors que la diversité des procédés employés nous met actuellement en possession d'un grand échantillonnage de produits actifs, qui tendent à se modifier dans des sens divers, dont certains ont sans doute des supériorités sur les autres, en acquerront de plus nettes à la longue et entre lesquels on pourra un jour faire un choix, des choix, si l'utilité s'en montre, tandis que nous serions singulièrement embarrassés sur la conduite à tenir si la seule souche élue perdait son pouvoir immunisant ou bien contractait des propriétés nocives?

Sans doute, une trop grande diversité a ses inconvénients. Les méthodes de traitement de la rage sont trop nombreuses. Elles sont, dans certains pays étrangers où les Instituts foisonnent, trop peu soumises à des contrôles. La limitation des méthodes, celle des Instituts surtout, s'impose. Surveillance, contrôle sont, en tout pays, infiniment désirables. Il y aurait inconvénient, suivant nous, à aller plus loin, surtout en cette époque où la vaccination préventive des chiens semble, contre l'opinion prudemment ancrée dans la maison de Pasteur, devenir pourtant inévitable et où l'emploi des virus antirabiques morts tend à se généraliser. Devant une situation indécise, le mieux est de ne pas trancher, de réserver l'avenir. Or, si l'on y réfléchit, en matière biologique, évidente ou non, la situation est et sera toujours indécise. Il y a donc, il y aura donc toujours avantage à la diversité des méthodes.

Nous venons de donner deux exemples, tirés des vaccinations par virus vivants. Nous pourrions répéter ce que nous venons de dire pour tous, qu'ils s'appliquent à la prévention des maladies de l'homme ou des maladies des animaux domestiques. L'examen des diverses méthodes de vaccination par microbes morts nous conduirait à de mêmes conclusions. Nous devons, sous peine de répétitions lassantes, limiter notre choix.

Nous passerons donc à l'examen des méthodes de préparation des sérums thérapeutiques. Parmi ces nombreux sérums, choisissons le plus populaire, le sérum antidiphtérique.

Il est préparé, chacun le sait, par l'inoculation au cheval de produits solubles du bacille de la diphtérie. Dans l'incapacité où nous nous trouvons d'isoler des cultures de ce microbe la ou les substances actives, on se sert du bouillon filtré. On conçoit que, malgré les efforts des divers laboratoires pour suivre une technique au moins analogue, les procédés de préparation n'y soient pas identiquement les mêmes : souche bactérienne utilisée, composition (formule) du bouillon de culture (l'emploi du bouillon Martin, excellent milieu, est presque universel), réaction de ce bouillon, température de l'étuve, aération, âge de la culture lorsqu'on la filtre, addition au produit filtré d'antiseptiques divers (le formol, entre les mains de Ramon, a eu une fortune singulièrement heureuse), modifications ou adjonctions apportées à ce produit pour diminuer ou accroître son activité ou bien activer la production des substances antitoxiques du sérum (tapioca, modes d'inoculation au cheval, etc.), toutes ces différences (et nous ne tenons pas compte des tours de main secrets et des facteurs fortuits) ont, sur les propriétés du sérum, des influences indiscutables dont beaucoup restent ignorées du producteur lui-même.

Ne retenons que deux de ces facteurs variables :

la nature de la souche bactérienne employée et l'addition au bouillon filtré de substances particulières. Nous verrons de quelle importance est cette diversité.

L'avantage évident du choix d'un bacille diphtérique, particulièrement bien doué au point de vue de ses propriétés toxiques, a conduit les divers laboratoires à s'emprunter l'un à l'autre les souches les plus actives. L'une d'elles, d'origine américaine, le bacille de Parkes et Williams a été vite préférée. C'est la plus communément en usage. Si le choix d'une commission internationale devait se porter sur une seule et l'imposer, elle obtiendrait sans doute la majorité des suffrages. Il n'y aurait donc bientôt, par tout le monde, qu'un sérum antitoxique de la diphtérie, puisque tous les sérums auraient leur origine dans les produits solubles d'un même échantillon bactérien. Or, tandis que les sérums tendraient à l'unité, les agents pathogènes naturels de la diphtérie continueraient de s'écarter du type choisi et cela, non seulement dans les pays éloignés, mais dans le pays même d'origine de cette souche. Il faudrait ne pas avoir réfléchi à la fatale et multiple pluralité des races microbiennes pour penser que cette divergence n'existe pas déjà et qu'elle ne se développera pas dans l'avenir. Un fossé s'établirait donc peu à peu entre ces échantillons naturels et l'échantillon élu. Ce fossé s'élargirait d'autant plus vite que, de mieux en mieux habitué à son milieu artificiel, le bacille de Parkes et Williams perdrait insensiblement ses caractères pathogènes, dût-il accroître sa propriété toxique. Peut-être cet accident est-il déjà partiellement accompli. Le léger fléchissement que l'on constate dans l'activité des sérums antidiphtériques s'expliquerait par cette séparation progressive, fatale, entre les diverses souches d'un même microbe quand elles vivent dans des conditions aussi différentes.

Il faudra certainement, un jour, renouveler les souches microbiennes, employées à la préparation des sérums, comme à celle des vaccins, sous peine de ne plus opposer aux microbes pathogènes que des produits dérivés d'échantillons éloignés, mal pourvus, par conséquent, ou dépourvus de propriétés spécifiques. N'est-il pas prudent, dès à présent, de préférer, aux souches devenues, du fait de l'ancienneté de leur isolement, en quelque sorte artificielles, des souches toxiques, isolées depuis moins longtemps et peut-être régionales? Voici qui nous éloigne singulièrement de l'unification demandée.

On sait en quoi consiste l'immense progrès, réalisé entre les mains de Ramon par l'addition de formol au filtrat diphtérique. Non seulement la toxicité du produit se trouve réduite à l'extrême, mais encore les propriétés immunisantes en sont respectées. Il devient donc, à la fois, facile d'augmenter les quantités de filtrat qu'on inocule aux chevaux et, par suite, d'obtenir plus vite un sérum actif et de l'obtenir plus actif; d'autre part, avec ce produit modifié, de vacciner directement et sans danger les enfants. Ce merveilleux progrès aurait-il été acquis si, quelques années avant la découverte de Ramon, une méthode de préparation du sérum avait imposé tel autre produit que le formol pour conserver la toxine?

Nos progrès ne sont pas dus seulement à des inventions, à des créations de notre esprit; beaucoup naissent de constatations que le hasard bienveillant met entre les mains d'un observateur sagace. Ne voit-on pas le déficit que nous subirions si nous négligions les bénéfices que nous apportent la diversité des procédés, même les caprices du hasard ?

Des méthodes thérapeutiques, passons à présent à la technique des analyses.

Il faut avouer que, de ce côté, la discipline actuelle des laboratoires est voisine de l'anarchie et qu'elle réclame une réglementation, des pénalités même. Le premier venu, dans tous les pays du monde, ne peut, sans risquer la cour d'assises, s'improviser fabricant de sérums, même de vaccins. Il le sait; il ne s'y aventure donc guère. Il peut, sans nul inconvénient, ouvrir boutique d'examens microbiologiques. Nul diplôme ne lui est demandé ; nul contrôle ne le surveille. Les efforts qui ont été tentés pour mettre fin à ce prodigieux scandale sont demeurés jusqu'à présent vains. C'est vainement qu'en Tunisie un décret a été publié, portant réglementation des laboratoires privés. Son application, âprement combattue, est restée lettre morte. Et pourtant qu'exigeait ce règlement ? Une seule chose, au fond : que les tenanciers des laboratoires privés aient chez eux les appareils et les réactifs, indispensables à la pratique des analyses qu'ils acceptent[1].

1. L'application de ce décret a été commencée depuis la date de rédaction de cet article. L'exemple, donné par la Tunisie, peut donc être proposé à tous les pays.

Le péril est plus redoutable que le public, même instruit, que les médecins et les magistrats l'imaginent. J'ai connu, dans un autre pays, un expert micrographe auprès des tribunaux qui ne possédait ni n'empruntait de microscope et plusieurs pharmaciens qui, journellement, donnaient des résultats d'examens microscopiques d'urines sans être mieux munis. Est-il nécessaire d'ajouter, pour leur excuse, que la dépense d'un microscope leur était parfaitement inutile ; ils manquaient de compétence pour s'en servir.

Ce n'est donc pas moi qui m'opposerais à une réglementation des laboratoires d'analyses. Je la souhaite au contraire, je l'appelle et je la réclame sévère. Mais, si j'exigerais, du chef d'un laboratoire d'analyses, la communication des méthodes qu'il emploie, ces méthodes étant reconnues valables, je ne lui en imposerais aucune. J'en imposerais moins encore aux laboratoires des services publics qui, au rebours de beaucoup de laboratoires privés, méritent, dans leur grande majorité, toute confiance.

Certes, la diversité des méthodes en usage est extrême. Pour ne prendre qu'un exemple, quoi de moins fixe, d'un laboratoire à l'autre, que la pratique des sérodiagnostics ? Laissons de côté la multiplicité illimitée des souches microbiennes. Les uns emploient les cultures vivantes, les autres des cultures tuées par des procédés, d'ailleurs différents. Certains chauffent le sérum, la plupart non. Le temps au bout duquel la réaction est cherchée varie, et dans une forte mesure, d'une à vingt-quatre heures. La lecture du résultat ici se fait au microscope, là elle se fait à l'œil ou à la loupe. On a placé le mélange sérum-culture tantôt à l'étuve, tantôt à la température de la chambre ; la température de l'étuve n'est pas toujours la même ; celle de la chambre, par définition, n'est guère fixe. N'entrons pas dans d'autres détails techniques, ceux-ci suffisent. Ils montrent la diversité étrange des procédés employés.

Eh bien ! cette diversité n'est peut-être ni aussi étrange ni surtout aussi illogique qu'elle paraît. Elle est souvent la conséquence obligée des conditions dans lesquelles le technicien opère. Ces conditions sont des plus variables. Il est de très petits laboratoires dont les ressources et le matériel sont limités et qui assurent cependant d'utiles services. Va-t-on se priver de ceux-ci parce que le laboratoire qui les rend n'a qu'une installation rudimentaire ? L'emploi des cultures mortes est, sans nul doute, infiniment moins bon que celui des cultures vivantes ; en l'absence d'étuve, il faut faire usage de cultures mortes ou bien s'abstenir. Dans les pays tropicaux, certaines modalités, certaines simplifications s'imposent qu'on devra condamner sous d'autres climats.

Partout, un même facteur, le plus respectable et le plus variable à la fois intervient : l'expérience de l'opérateur. Celle-ci suppose la connaissance qu'il a de ses moyens et des conditions dans lesquelles il opère. Cette expérience explique la diversité des méthodes et la légitime. C'est un juge meilleur que ne le serait une commission étrangère, à plus forte raison un règlement édité par cette commission. Il y a longtemps déjà qu'on a dit que la valeur de la réaction de Bordet-Wassermann se mesurait, non pas au choix du procédé employé, mais à la compétence de celui qui l'emploie. Et, puisque nous parlons de la réaction de Bordet-Wassermann, il n'est peut-être point inutile de rappeler que les commissions internationales, réunies dans le but d'établir la meilleure technique de la méthode, d'unifier par conséquent celle-ci, n'ont pas voulu jusqu'à présent se prononcer.

La leçon qu'elles ont donnée nous permet de ne point désespérer de la sagesse des assemblées compétentes, surtout lorsque le problème qu'elles abordent est pratiquement insoluble.

Ce n'est pas qu'il n'y ait beaucoup à faire dans la voie des réglementations, qu'elles s'appliquent à la production des vaccins ou sérums ou bien à la technique des analyses. Ces mesures nécessaires peuvent se résumer en deux mots : *accord* et *contrôle*.

L'accord ne regarde que les Instituts publics ; le contrôle s'applique en premier lieu aux laboratoires privés, mais il regarde aussi les établissements publics.

Vis-à-vis des laboratoires privés, le contrôle, la surveillance doivent être des plus sévères ; mais, même vis-à-vis de ces établissements dont beaucoup sont suspects, une fois ceux-ci mis hors d'état de nuire, une grande liberté doit être accordée aux laboratoires sérieux. Le rôle de l'Etat ou d'un organisme international ne doit jamais s'exercer contre l'initiation individuelle. Il est certes difficile d'espérer, avec la complication et le prix des appareils d'étude, qu'une découverte puisse naître dans un laboratoire rudimentaire. Il serait tout aussi imprudent, il serait malséant de le déclarer impossible. Outre qu'il n'est pas de petits perfectionnements en technique qui ne puissent avoir leur prix, et les petits perfectionnements, les simplifications sont essentiellement l'œuvre des ouvriers médiocrement outillés, la pénurie des moyens n'a jamais signifié pénurie des idées. On citerait aisément des amateurs qui ont fait de belles carrières dans toutes les sciences.

Quoi qu'il en soit, ce sont principalement les établissements publics qui font l'objet de nos préoccupations. Nous acceptons pour eux un contrôle, pourvu que ce contrôle soit libéral, qu'il ne serve point de marque à des hostilités d'école. Ce contrôle, dans notre pensée, devrait se borner à des observations, des conseils; dans les cas graves seulement il pourrait intervenir, obliger à des modifications techniques. Il devrait toujours permettre un appel.

La seule mesure vraiment efficace sera l'accord. Trop de laboratoires vivent dans l'ignorance les uns des autres. Cette ignorance est une faute. Tous les hommes, en vieillissant, se lient à leurs habitudes, évoluent vers la routine. Il est bon d'éviter à chacun ces chaînes, de les briser à la première impression qu'elles se forment. On y parviendra en rendant les contacts de plus en plus faciles, de plus en plus fréquents entre techniciens, en multipliant les rapports, par des visites réciproques, par l'échange des publications.

Le rôle des organismes centraux de chaque Etat, des Congrès, Comités, Offices internationaux sera de s'entourer de renseignements, d'enquêter sur les procédés employés dans les divers laboratoires et de faire connaître à chacun d'eux ce qui se fait dans les établissements similaires. On proposera à l'attention, à l'essai, telle technique nouvelle en faisant valoir les raisons de son emploi, en expliquant chaque avantage, en ne cachant pas ses faiblesses si les conditions de l'emploi viennent à changer. Point de réglementations, des mises au point critiques. Des rapports devront être demandés à époques déterminées, à toute époque, si cela paraît utile. Plus fécondes encore que les enquêtes écrites seront les visites.

Il est bien évident que, sous peine d'aboutir au plus lamentable et au plus commun des échecs, les hommes chargés du travail de contrôle, de la centralisation des renseignements, ces directeurs de conscience devront être gens compétents, exemplairement familiers de la technique. S'il se glisse, à leur place, des hommes de bureau, mieux vaudrait l'état actuel, l'inorganisation, l'anarchie qui permet du moins les initiatives libres, fussent-elles sauvages.

Ce contrôle, cet accord nous les admettons ; nous les souhaitons. Nous ne nous dissimulons pas leurs imperfections. Est-il œuvre humaine qui n'ait ses faiblesses ? La plus grande, la faute essentielle serait de faire de ces moyens une obligation, d'appliquer à nos laboratoires biologiques les procédés systématiques de la production industrielle.

C'est méconnaître le caractère de la vie, sa

mobilité aux directions imprévisibles et ses ressources infinies que de vouloir plier sous une réglementation despotique, uniforme, définitive, les méthodes multiples par essence, provisoires, de la technique biologique.

Imp. A. Maretheux et L. Pactat, 1, r. Cassette, Paris. - 18450.

www.ingramcontent.com/pod-product-compliance
Lightning Source LLC
LaVergne TN
LVHW052025160826
845678LV00003B/1212

* 9 7 8 2 3 2 9 6 3 4 2 2 7 *